L'ACIDE BORIQUE

ET

SES APPLICATIONS THÉRAPEUTIQUES

PAR

Le Dr Charles BAUMFELD

PARIS
GRANDE IMPRIMERIE
J. CUSSET, IMP.
16, RUE DU CROISSANT, 16

1884

L'ACIDE BORIQUE

ET

SES APPLICATIONS THÉRAPEUTIQUES

L'ACIDE BORIQUE

ET

SES APPLICATIONS THÉRAPEUTIQUES

PAR

Le Dr Charles BAUMFELD

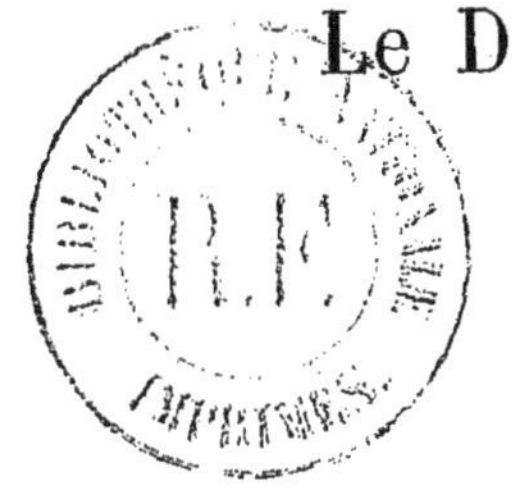

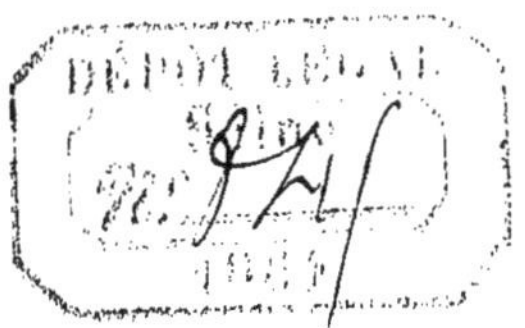

PARIS
GRANDE IMPRIMERIE
J. CUSSET, IMP.
16, RUE DU CROISSANT, 16

1884

PRÉFACE

L'acide borique est un des agents les plus précieux de la méthode antiseptique, méthode qui, dans ces derniers temps, a pris une importance si considérable dans l'art de guérir. On peut dire que, sans cette substance, les ressources de cette médication seraient insuffisantes. Il est, en effet, de nombreuses circonstances où les autres antiseptiques, et particulièrement l'acide phénique, deviennent inapplicables, à cause de l'action irritante qu'ils exercent sur les tissus avec lesquels on les met en contact. L'acide borique est, au contraire, dans tous ces cas, d'une application absolument exempte d'inconvénients et d'une efficacité qui vient heureusement suppléer à une lacune qu'il eût été fort regrettable de ne pouvoir pas combler.

L'utilité de l'acide borique en thérapeutique est, d'ailleurs, suffisamment démontrée par le nombre et la variété des états pathologiques contre lesquels il est journellement mis en usage. Ainsi, il est employé dans le traitement antiseptique, dont on fait suivre aujourd'hui les opérations pratiquées sur les milieux transparents de l'œil ; il sert aussi dans la thérapeutique de plusieurs affections externes de l'organe de la vision. Son usage est très avantageux dans certaines maladies des oreilles. Dans toutes les affections de la vessie où il est nécessaire de prévenir la décomposition putride de l'urine, on lave ce réservoir par des injections faites avec une solution d'acide borique. C'est avec cet acide que sont pansées les blessures superficielles et toutes celles qui intéressent la région de là face. Enfin, les plaies du rectum, des organes sexuels externes de la femme, de la cavité buccale, etc., sont traitées par l'acide borique, appliqué sous diverses formes.

L'importance de ce corps n'a pas permis, on le comprend, qu'il fût passé sous silence par les divers écrivains qui se sont occupés de la question antiseptique. Aussi plusieurs de ces auteurs, parmi lesquels il convient de nommer en premier lieu M. Lucas-Championnière et M. Vallin, ont-ils consacré, dans leurs ouvrages, un chapitre spécial à l'acide borique.

Le présent travail a principalement pour but de présenter un certain nombre d'observations faisant ressortir l'utilité de l'acide borique dans divers états morbides. Nous avons cru pouvoir ainsi, par un ensemble de faits précis, fournir la confirmation expérimentale de l'opinion favorable exprimée par les auteurs relativement à la valeur de l'acide borique comme antiseptique et comme désinfectant. Il nous a, en outre, semblé opportun de faire un exposé rapide des propriétés de l'acide borique, de son action physiologique et de ses applications thérapeutiques.

L'ACIDE BORIQUE

ET

SES APPLICATIONS THÉRAPEUTIQUES

HISTOIRE CHIMIQUE DE L'ACIDE BORIQUE

L'acide borique se présente sous l'aspect de petites lamelles blanches, nacrées, un peu grasses au toucher.

Sous cette forme, il renferme trois équivalents d'eau, qu'il perd sous l'influence de la chaleur. Il se boursoufle alors et fond en verre, qui se laisse couler et tirer en fils.

L'acide borique se dissout dans l'eau, dans la proportion de 4 pour 100 environ. Sa solubilité augmente avec la température. Il est plus soluble aussi dans l'alcool.

L'acide borique a pour propriétés caractéristiques de changer en rouge brun la couleur jaune du curcuma, et de communiquer à la flamme de l'alcool une teinte verte.

C'est sur la première de ces deux propriétés que repose le procédé qui sert à reconnaître la présence de l'acide borique dans une liqueur saline.

On additionne celle-ci d'une quantité d'acide sulfurique suffisante pour la rendre acide, puis on y trempe un morceau de papier de curcuma. Chauffé au-dessus d'une flamme, ce papier se colore en rouge brun foncé.

L'acide borique en fusion dissout la silice, l'alumine et un grand nombre d'autres oxydes.

Il augmente le pouvoir rotatoire de l'acide tartrique, de l'acide malique et de la mannite ; il n'agit que très peu sur le sucre.

L'acide borique est employé dans plusieurs industries. Il entre dans la fabrication des poteries. On en imprègne les mèches des bougies, pour vitrifier la cendre de la matière brûlée.

C'est au moyen de l'acide borique que l'on fabrique aujourd'hui tout le borax du commerce.

L'acide borique se préparait autrefois à l'aide du tincal de l'Inde. Aujourd'hui on a recours au procédé de Lardrel, consistant à le retirer des vapeurs exhalées par les fissures du sol, aux environs de Monte-Rotondo, en Toscane. En France et en Angleterre, on l'obtient aussi, depuis quelques années, en traitant par l'acide sulfurique ou par l'acide chlorhydrique, des minerais constitués en grande partie par des borates de chaux, et dont il existe des quantités assez abondantes dans la Turquie d'Asie.

L'acide borique étant beaucoup plus soluble à chaud qu'à froid, on en profite pour le purifier par cristallisation.

L'acide borique peut être obtenu à l'état de pureté parfaite, par des cristallisations répétées, et sous une forme normale absolue, en chassant son eau de cristallisation par fusion dans le platine.

Cette propriété l'a fait proposer tout récemment, par M. A. Guyard (1), comme acide étalon pour l'alcalimétrie, à la place de l'acide sulfurique, qui peut difficilement être préparé à l'état réellement normal. M. Guyard a trouvé le réactif coloré de l'acide borique ; c'est la matière colorante du bois de campêche, l'hématine ou hématoxyline. Quelques gouttes d'une solution faible d'hématine donnent, avec un acide quelconque, une teinte jaune claire d'une grande netteté. Avec les alcalis, le ton jaune vire au pourpre.

(1) *Moniteur scientifique*. Décembre 1883.

PROPRIÉTÉS ANTISEPTIQUES

Les effets antiseptiques du borax sont connus depuis longtemps. Dans les terrains chargés de ce sel, des animaux morts peuvent rester enfouis pendant des mois sans subir d'altération appréciable. Un fait de cette nature a été constaté, en 1876, en Californie, où, dans le cours de l'exploitation d'un gisement de borate de soude, on trouva le cadavre d'un cheval qui, bien qu'ayant séjourné pendant quatre mois dans cette terre, n'exhalait pas de mauvaise odeur. La chair avait l'apparence de celle d'un animal fraîchement tué ; le poil était souple et adhérent à la peau. (Comptes rendus des séances de l'Académie des sciences, 26 février 1876.)

M. Jacquez a, dès l'année 1856, démontré, par ses expériences, que des morceaux de chair pouvaient se maintenir intacts pendant un mois dans une solution de borax à 5 0/0.

En 1872, M. Dumas, en étudiant l'influence des différents sels sur la fermentation, a reconnu que le borate de soude possédait des propriétés antifermentescibles énergiques. Dans le mémoire sur ce sujet qu'il a lu à l'Académie des sciences (séance du 2 août), le célèbre chimiste a fait entrevoir l'utilité qu'il y aurait, au point de vue du traitement de certaines maladies, à expérimenter l'action de ce sel sur les virus. C'est de cette époque surtout que datent les travaux les plus importants, qui ont fait connaître les propriétés antiputrides et antiseptiques de l'acide borique.

D'après le professeur Polli (1), l'urine normale, traitée par l'acide borique, se maintient limpide, sans odeur ni réaction acide, pendant quinze, vingt et trente jours.

---

(1) G. Polli. *Maladies par ferment morbide. Des propriétés antifermentatives de l'acide borique et de ses applications à la thérapeutique.*

Le sang, additionné d'acide borique, s'est conservé un mois environ, sans éprouver d'altération ; au bout de ce temps, il était encore liquide, rutilant et sans odeur, tandis que l'action conservatrice de l'acide phénique était épuisée au bout de vingt jours.

Dans les expériences de M. Neumann (1), de Dorpat, la viande s'est conservée parfaitement fraîche pendant vingt et un jours, grâce à l'addition de 4 0/0 d'acide borique. Une dose de 1/2 0/0 a suffi pour prévenir l'altération de la viande pendant huit jours. Le lait, la bière peuvent également être conservés par de faibles proportions d'acide borique.

Le borate de soude et le biborate d'ammoniaque sont également des antiseptiques d'une grande énergie. En 1859, M. le Dr Vallin a fait l'autopsie d'un cadavre qui, dix mois auparavant, avait été injecté avec six litres de liquide tenant en dissolution 800 grammes de biborate d'ammoniaque. La conservation du sujet était parfaite (2).

L'acide borique agit, comme antiseptique, avec plus d'énergie que le borax. Il est plus actif à l'état solide qu'en dissolution, à quantité égale.

M. Herzen a étudié récemment l'acide borique au point de vue de son influence sur les différentes fermentations. Voici les résultats de ses recherches :

La transformation de l'amidon en glycose, au moyen du ferment salivaire ou pancréatique, n'est point influencée par l'acide borique, même si le véhicule de l'infusion est une solution saturée de cet acide.

La transformation de la glycose en alcool est *favorisée* par la présence de l'acide borique, même en très petite quantité ; le moût, par exemple, fermente plus vite et donne un vin con-

(1) J. Neumann. *Experimentelle Untersuchungen über die Wirkung der Borsäure* IN *Archiv für experimentelle Pathologie.* 20 mai 1881, p. 148.

(2) E. Vallin. *Traité des désinfectants et de la désinfection.* Paris. Masson, 1883.

tenant environ 11 0/0 d'alcool, au lieu de 8 0/0, si l'on y ajoute, au début de la fermentation, *un millième* d'acide borique.

La transformation de l'alcool en acide acétique est complètement empêchée par la présence de petites doses d'acide borique. Le vin boriqué se refuse absolument à donner du vinaigre.

Par rapport aux corps albuminoïdes, voici ce que M. Herzen a observé : La transformation de l'albumine et de la fibrine en peptone et tryptone, au moyen de la pepsine et de la trypsine, est remarquablement accélérée, si l'on infuse la muqueuse stomacale ou le pancréas dans une solution saturée d'acide borique.

Il est à remarquer que, par rapport à la pepsine, l'acide borique ne joue pas le rôle d'un acide; de sorte qu'on est obligé d'aciduler l'infusion stomacale boriquée avec de l'acide chlorydrique, exactement comme si l'infusion était faite dans l'eau pure. Il a semblé, en outre, que si l'on réussit à obtenir une infusion stomacale ou pancréatique libre de ferment et chargée seulement de zymogène, la transformation de celui-ci en pepsine ou en trypsine est empêchée, ou, du moins, considérablement ralentie.

L'acide borique serait, d'après cela, un précieux véhicule pour les recherches sur la digestion.

Dans tous les cas, il paraît mériter le premier rang parmi les véhicules de la digestion artificielle, vu que *toute putréfaction est absolument empêchée* par l'acide borique.

M. Panum, de Copenhague, a reconnu également que la présence de plusieurs grammes d'acide borique n'empêchait ni l'action du suc gastrique sur les substances albuminoïdes, ni la transformation de l'amidon en sucre, sous l'influence de la salive.

ACTION PHYSIOLOGIQUE

L'acide borique ne paraît pas être toxique pour l'homme. Le professeur Polli (1) cite le cas d'un jeune homme qui a bu, par méprise, 300 grammes d'eau, tenant en dissolution 35 grammes de borax, et n'en éprouva aucun inconvénient. Le Dr Capelli a donné à plusieurs aliénés 4 grammes d'acide borique par jour, pendant 23 jours, sans qu'il en résultât aucun dérangement dans leur santé. Leur urine se maintenait acide pendant plusieurs jours.

M. Cyon, de Saint-Pétersbourg, à fait ingérer à des chiens des doses journalières de 6 grammes de borate de soude ; ces animaux n'en furent nullement incommodés. MM. Herzen, Panum, Ferkel ont observé des faits semblables. M Rabuteau a pu, sans leur causer aucun malaise, injecter à des chiens 2 grammes d'acide borique ; au contact du sang, l'acide passerait à l'état de borate de soude. Toutefois, d'après M. Neumann, l'inocuité de l'acide borique cesserait, pour les chiens, lorsqu'on dépasse la dose de 6 grammes.

Il surviendrait alors des vomissements, de la diarrhée et un refroidissement général du corps.

L'expérimentateur que je viens de nommer en dernier lieu, a, en outre, étudié l'influence que l'acide borique exerce sur la température et la circulation.

Une solution d'acide borique à 3 pour 100, injectée dans la plèvre et le péritoine, chez des chiens ne détermina pas d'inflammation de la séreuse. Mais les animaux succombèrent à une paralysie des nerfs moteurs et des muscles lorsque l'acide borique dépassa une certaine limite (de 6 à 10 grammes).

---

(1) G. Polli, loc. cit.

Des résultats concordants ont été fournis par les expériences sur des lapins et de jeunes porcs.

A des chevaux affectés de la morve on fit prendre jusqu'à 45 grammes d'acide borique à l'intérieur. En outre, on pansa les ulcérations nasales avec cette même substance. Il en résulta au moins une amélioration passagère dans l'état des animaux, car aucun ne guérit.

L'action apyrétique de l'acide borique est confirmée par les recherches cliniques de M. le professeur Vulpian.

Dans un mémoire présenté à l'Académie de médecine, à la séance du 22 août 1882, M. Vulpian a rendu compte des résultats que lui ont fournis diverses substances qu'il a essayées dans le traitement de la fièvre typhoïde. Voici ce qu'il dit au sujet de l'acide borique :

« L'acide borique en solution a été prescrit à la dose de 12 à 16 grammes par jour, dans une limonade tartrique. Chez un malade, il y a eu des vomisssements à la dose de 16 grammes. La dose de 12 grammes a été bien supportée dans tous les cas. Un des malades a pris de l'acide borique, à cette dose, pendant 24 jours. Il s'agissait d'un cas assez léger. Au début, on a constaté un abaissement progressif de la température, du neuvième jour de la maladie, jour de l'entrée à l'hôpital (39°,2), jusqu'au vingtième jour (36°,2). »

Il résulte du travail de M. Vulpian que l'acide borique n'a pas modifié le cours de la fièvre typhoïde. On ne peut cependant s'empêcher de remarquer que cette substance a rempli efficacement l'une des indications les plus importantes pour la thérapeutique de cette maladie : l'abaissement de la température, et que, par conséquent, il eût peut-être été utile de continuer ces recherches. Disons, toutefois, que depuis quelques temps, on fonde de grandes espérances sur un autre remède : le salicylate de bismuth, qui a été expérimenté par M. Vulpian et qui aurait donné au Dr Desplats, dans plusieurs cas graves de fièvre typhoïde, des résultats très satisfaisants, ainsi que cela ressort d'une publication récente due à ce médecin (1).

M. le professeur Bouchard a administré l'acide borique aux typhiques en vue de la désinfection de leurs selles. Le résultat prévu a été obtenu chez tous les malades sur lesquels le médicament a été essayé. M. Bouchard n'a pas expérimenté directement l'acide borique, dans la dothiénantérie, au point de vue de son action apyrétique. C'est que ce médecin distingué réussit parfaitement à abaisser régulièrement la température à l'aide du calomel. Seulement, il rencontre de temps en temps des cas où, après quelques doses de calomel, le malade est pris d'une diarrhée violente. Dans ces cas, en même temps qu'on a recours aux moyens propres à arrêter le flux abdominal, et en attendant que cet effet se produise, il serait utile, croyons-nous, de prescrire l'acide borique, qui agirait à la fois par ses propriétés désinfectantes et antithermiques.

M. Bouchard a aussi, à l'aide de l'acide borique, désinfecté les urines des typhiques; et il est parvenu ainsi à en séparer les alcaloïdes.

---

(1) H. Desplats, *Application du salicylate de bismuth au traitement de la fièvre typhoïde*. Paris, 1883.

USAGES THERAPEUTIQUES

C'est par l'acide borique que l'on obtient l'antisepsie à laquelle on a presque constamment recours aujourd'hui dans la chirurgie oculaire et dans beaucoup de maladies des yeux.

Son usage a été recommandé, par Frœhlich, à la place de l'acide phénique, dans le pansement antiseptique que, suivant cet oculiste, il ne faut jamais se dispenser d'employer dans les opérations sur les yeux.

Strasser (élève de Pflüger) préconise l'acide borique pour le traitement de la kératite inoculée.

Just (de Zittau) a employé avec succès le pansement à l'acide borique contre l'ulcère cornéen serpigineux vibrionien de Horner.

M. Galezowski fait les lavages des yeux avec des solutions d'acide borique.

En Belgique, le borax était employé depuis longtemps avec succès dans les maladies des yeux, notamment dans les affections externes, où, suivant les docteurs Warlomont et Stockart, il rendait de grands services. Actuellement, les médecins belges remplacent avantageusement le borax par l'acide borique. Le docteur Théobald emploie cet acide dans la blépharite, dans les conjonctivites simple, phlycténulaire et purulente, et le considère aussi comme favorable dans les kératites.

D'après ce praticien, l'acide borique agirait, comme le borax, dans l'ophthalmie purulente des nouveaux-nés, à titre d'antiseptique.

M. Stockart a traité vingt-six cas d'affections externes de l'œil par l'acide borique, et il a pu constater que ce médicament est d'une utilité pratique réelle.

M. le professeur Panas, dans sa clinique des maladies des yeux, à l'Hôtel-Dieu, emploie l'acide borique pour tous ses pansements. C'est presque le seul antiseptique dont il fasse usage ; c'est celui que, dans son service, il demande toujours à avoir sous la main. M. Panas se loue beaucoup des bons effets de cette substance. Il a eu surtout de fréquentes occasions de le comparer à l'acide salicylique, auquel il l'a toujours trouvé supérieur.

Dans une opération sur l'œil, ayant appliqué une pommade à l'acide salicylique, M. Panas a vu la conjonctive se plisser, se crisper et prendre un aspect semblable à celui que présente la muqueuse des lèvres chez une personne qui vient de manger un aliment fortement vinaigré, une salade, par exemple. L'acide borique, employé dans les mêmes circonstances, ne produit jamais d'altération de cette nature.

M. Panas a aussi expérimenté l'acide borique en dehors des affections oculaires. Dans une perinéorrhaphie qu'il eut à pratiquer chez une femme âgée, il se servit, pour le traitement de la plaie d'une pommade salicylée. Ce pansement produisit une irritation des plus vives. On le remplaça par un onguent à l'acide borique, et la malade n'éprouva plus aucune sensation douloureuse, jusqu'à la guérison, qui put s'accomplir sans autre accident.

Dans un cas d'intertrigo aux aînes, chez un jeune homme, M. Panas dût aussi rejeter l'acide salicylique et lui substituer l'acide borique. Le premier, employé sous forme de pommade, avait occasionné des douleurs si violentes, que le malade était, par moments, pris de convulsions. L'acide borique fut bien supporté et la guérison eut lieu rapidement.

M. le professeur Guyon a, le premier, fait usage de l'acide borique dans la thérapeutique des voies urinaires. Il s'en sert principalement pour pratiquer des injections de lavage dans la vessie. Suivant cet éminent chirurgien, l'acide borique est l'antiseptique par excellence pour toutes les maladies de la vessie pouvant occasionner la purulence des urines. Les autres agents, qu'à cause de leurs propriétés antiputrides on serait tenté d'employer dans le même but, ne sauraient convenir, en raison de la grande sensibilité de la muqueuse vésicale. A doses suffisantes, ils sont trop irritants, et peuvent facilement devenir une cause de douleur et d'inflammation. La solution, à 4 pour 100 d'acide borique est, au contraire, parfaitement tolérée et rend les plus grands services.

Toutes les fois qu'il s'agit de nettoyer la vessie, d'empêcher la décomposition de l'urine, d'évacuer le pus et d'en prévenir la reproduction, M. Guyon injecte une solution d'acide borique. Il procède par petites poussées, et laisse s'écouler chaque portion de liquide avant d'en introduire une nouvelle. A la fin, il laisse toujours un peu du liquide conservateur dans la vessie. Généralement, au bout de 5 à 6 jours et quelquefois même plus tôt, l'urine, qui était trouble et épaisse, sort limpide, inodore et avec une couleur normale. Souvent toute trace de pus a disparu.

Après l'opération de la lithotritie, M. Guyon lave la vessie avec de l'acide borique, afin de la débarrasser du gravier résultant des calculs broyés.

« Je ne fais pas, dit M. Guyon dans ses *Leçons* (1), je ne « fais pas une seule opération de broiement sans avoir re- « cours à cet agent antiseptique, et je ne lave jamais la vessie « des lithotritiés avec une autre substance. J'ai eu aussi à me « féliciter de laver très largement la vessie des taillés et leur « plaie avec l'acide borique. Je termine toujours l'opération « par des injections prolongées faites avec la solution de 3 ou « 4 pour 100. »

Cette heureuse application de l'acide borique a été suggérée

(1) F. Guyon, *Leçons cliniques sur les maladies des voies urinaires*, p. 936. Paris, 1881. J.-B. Baillère.

à M. Guyon, par M. Pasteur, en 1876. L'illustre chimiste ayant observé que l'acide borique détruisait un organisme microscopique (une *torula*), et sachant, d'autre part, qu'il n'exerce pas d'action irritante sur les muqueuses, a cru pouvoir en conseiller l'emploi en thérapeutique, dans le cas où des matières antiseptiques doivent être appliquées sur ces membranes. Pour la muqueuse de la vessie, en particulier, l'acide borique est d'autant plus indiqué qu'il a une action sûre contre le ferment de l'urée.

M. Guyon obtient aussi de bons effets avec l'acide borique dans les plaies du rectum, où l'acide phénique serait nuisible par suite de ses propriétés irritantes et corrosives. L'acide borique est appliqué, dans ces cas, sous forme de mélange avec la vaseline. La proportion de l'acide doit être assez élevée. M. Guyon fait préparer une pommade composée de 2 grammes d'acide borique pour 10 grammes de vaseline.

M. Guyon traite aussi par l'acide borique les traumatismes de la face et des yeux. Parmi les cas que j'ai vu soigner ainsi, dans son service de chirurgie générale, je mentionnerai celui d'un jeune homme de 16 ans, auquel l'explosion d'une cartouche avait occasionné des excoriations de la face et une blessure de la cornée.

L'acide borique s'est montré promptement efficace dans la cystite et la blennorrhagie. Cette dernière maladie a été guérie dans l'espace de 4 à 6 jours par des injections d'une solution de 2 grammes d'acide borique dans 120 grammes d'eau.

M. Denos, dans son service à la Charité, s'étant aperçu qu'un de ses malades était possesseur d'une balanite, prescrivit contre elle un pansement à l'acide borique. L'accident a rapidement disparu.

M. Berger, chirurgien de la Charité, suppléant M. le professeur Gosselin, considère le pansement à l'acide borique comme exerçant une influence très favorable sur la cicatrisation des plaies. Mais il en limite l'emploi aux plaies de la face, région dont la peau est plus délicate et plus impressionnable, où, par conséquent, un topique irritant présenterait le plus d'inconvénients. C'est à la face aussi qu'une cicatrisation régulière et prompte est surtout désirable. Celle-ci est obtenue grâce à l'acide borique qui, n'irritant nullement les plaies, n'agit qu'en les protégeant en secondant leur tendance naturelle à se fermer.

Pour les plaies des autres régions du corps, M. Berger ne pense pas que rien puisse encore remplacer l'acide phénique ; du moins, ses essais avec l'acide borique ne sont pas assez nombreux pour lui permettre de se prononcer à cet égard. Toutefois, M. Berger a traité par cet acide quelques malades, tant à la Charité qu'en ville. Il y a eu, dans tous les cas, une amélioration considérable et rapide.

M. Lucas-Championnière préconise également l'usage du pansement à l'acide borique, qu'il déclare fort utile dans certains cas de susceptibilité cutanée, où l'acide phénique provoque une sorte d'eczéma. On nettoie d'abord la plaie avec de l'acide phénique, puis on la recouvre avec des doubles de *lint* boracique, dont les premiers ont été humectés d'une solution aqueuse d'acide borique à 4 0/0. Par-dessus le tout, on met un imperméable et on fixe le pansement en place. Le pansement est renouvelé plus ou moins souvent, suivant l'abondance de l'écoulement.

Le lint boracique se prépare en saturant de l'eau avec de l'acide borique et en y plongeant des pièces de lint que l'on fait ensuite sécher. Leur trame et leur surface se trouvent alors imprégnées de cristaux soyeux et souples qui ne blessent point la peau.

M. Lucas-Championnière fait aussi des pansements avec un onguent boriqué, qu'il recommande pour toutes les opérations autoplastiques. Ce pansement est utile aussi à la fin du traitement des grandes plaies, alors qu'il n'y a presque plus d'écoulement et seulement quelques parties superficielles à cicatriser.

Le docteur Cane, de Saint-Pétersbourg, emploie de la charpie à l'acide borique pour le pansement des plaies et particulièrement dans les blessures superficielles, qui demandent un traitement simple et rapide.

Cette charpie s'obtient de la même manière que le lint boriqué, en plongeant, pendant quelques minutes, de la charpie ordinaire dans une solution saturée et bouillante d'acide borique. Lorsqu'on la fait sécher, elle se recouvre d'une couche de cristaux.

M. Cane considère l'acide borique comme préférable, dans ces cas, à l'acide phénique et au chlorure de zinc. C'est, suivant, lui un agent antiseptique qui n'amène ni irritation ni inflammation, respectant ainsi la marche naturelle et progressive de la réunion par première intention.

Le docteur Filippini, après des expériences comparatives, insiste sur l'importance de l'acide borique dans le traitement des plaies baveuses et chroniques.

Mon ami, M. le docteur Gorecki, fait intervenir l'acide borique dans le traitement de la cataracte. Immédiatement après l'opération, et avant d'appliquer le pansement, il lave l'œil avec une solution d'acide borique. Il saupoudre ensuite les paupières, à sec, avec de l'acide borique pur. Depuis quatre ans qu'il emploie ce procédé, il ne lui est pas encore arrivé une seule fois de voir l'opération de la cataracte être suivie de suppuration.

M. Gorecki se sert aussi depuis longtemps, dans sa clinique ophthalmologique, de la poudre d'acide borique, pure ou mélangée de poudre d'amidon, contre un certain nombre d'affections cutanées, qui accompagnent un grand nombre de maladies oculaires. Il n'est pas douteux que beaucoup d'entre elles ne soient parasitaires, et c'est probablement la raison des bons résultats obtenus par cette médication.

Dans les blépharites, après la cautérisation des paupières avec une solution de nitrate d'argent, l'application, au moyen d'un pinceau, d'un peu de poudre borique calme l'inflammation et hâte beaucoup la guérison.

Les eczémas, l'impétigo des enfants, qui se montre non seulement au pourtour de l'œil, mais au nez et derrière les oreilles, sont rapidement amendés par le même moyen. Il en est de même de l'irritation de l'érythème qui accompagne les conjonctivites, l'ectropion, les affections des voies lacrymales, le coryza, etc.

Cette propriété de calmer l'irritation de la peau a encore fait employer l'acique borique, mélangé d'amidon, contre les démangeaisons qu'éprouvent les femmes enceintes et les personnes atteintes du diabète. Il a réussi également dans l'intertrigo des personnes obèses ou qui ne peuvent marcher sans se couper.

Les émanations si désagréables des aisselles et des pieds disparaissent momentanément par l'usage de la même poudre qui constitue réellement un topique excellent et absolument sans inconvénients.

Il faut toutefois observer que pour les applications sur la peau, on doit se servir d'acide borique parfaitement pur, exempt de tout autre acide, et spécialement d'acide chlorhy-que ou sulfurique. Il se présente alors sous forme d'une poudre brillante, très douce au toucher, et douée d'une saveur acidule à peine sensible. Cette précaution est d'autant plus importante, qu'en employant un produit mal préparé, tel qu'on le trouve souvent dans le commerce, on irrite la peau au lieu de la calmer.

Plusieurs maladies de l'oreille comportent un traitement

antiseptique. Il est naturel, dès lors, que l'acide borique ait été essayé contre ces affections.

M. Ladreit de la Charrière en fait fréquemment usage dans les blessures de l'oreille. Il l'emploie sous diverses formes, mais principalement en solution et à l'état de poudre sèche.

Dans la clinique otologique du docteur Calmette, l'acide borique a été adopté pour le traitement des otites moyennes purulentes, quand elles sont exemptes de complications. Le docteur Filippini a relevé, dans ce service, plusieurs cas intéressants qu'il a consignés dans sa thèse inaugurale, soutenue le 5 août 1881 (1).

Il ressort de ces observations que l'otite moyenne purulente, cette affection ordinairement si rebelle, cède rapidement à l'acide borique. Ce traitement est très utile, même dans la forme aiguë de la maladie, mais son influence est surtout manifeste quand l'inflammation de l'oreille est passée à l'état chronique. Le mode d'application du remède consiste à insuffler dans l'oreille l'acide borique en poudre et à en remplir ensuite complètement le conduit auditif externe.

D'un travail de statistique publié, en 1879, par le docteur Bezold, de Munich, il résulte que, pour le traitement des otites purulentes, l'acide borique doit être préféré aux divers agents antiseptiques que l'on applique commmunément dans ces cas : permanganate de de potasse, acide phénique, acide salycilique, etc. Ces substances donnent parfois de bons résultats, mais souvent leurs effets sont insuffisants ou nuls. L'action de l'acide borique est plus sûre et plus prompte. Les cas où il ne réussit pas sont si peu nombreux qu'ils peuvent être considérés comme exceptionnels. Ausi M. Bezold a-t-il étendu l'application de l'acide borique aux soins consé-

(1) *Contribution à l'étude du traitement de l'otite moyenne purulente simple par l'acide borique.* (Thèse de Paris.)

cutif à l'extraction des polypes auriculaires, à la cautérisation et à la paracenthèse,

Sur vingt-neuf cas d'otite suppurée aiguë, dont six ont été perdus de vue, un seul a été aggravé, malgré le traitement à l'acide borique. Chez vingt-deux malades, la suppuration cessa, et chez dix-neuf d'entre eux on constata en outre l'occlusion du tympan perforé.

Pour l'otite moyenne chronique, la statistique est tout aussi satisfaisante, tant au point de vue du nombre de guérisons que du peu de durée de la maladie.

En septembre 1881, j'ai résumé, dans les *Annales des maladies de l'oreille et du larynx*, un article de l'*American Journal of Otology*, par le docteur Samuel-J. Théobald, de Baltimore, où ce médecin auriste rapporte quatre observations d'otite parasitaire *(otomycosis aspergillina)*, dont la guérison parfaite a été obtenue à l'aide de l'acide borique employé en poudre et en mélange avec l'oxyde de zinc. Ce dernier a joué seulement le rôle d'adjuvant, ainsi que M. Théobald s'en est assuré par des expériences spéciales.

M. Lœwenberg, de Paris, a insisté, au dernier congrès otologique de Londres, sur l'utilité de l'acide borique dans le traitement de l'otite furonculeuse.

La cause de cette maladie est attribuée, par ce médecin, à la présence d'un parasite; l'acide borique y est par conséquent indiqué en raison de ses propriétés parasiticides.

Une application importante de l'acide borique a été faite par le docteur W.-H. de Witt, à Cincinnati, qui l'a employé avec succès dans la métrite interne du col. Dans le *Cincinnati Lancet and Clinic*, je trouve un cas rapporté par ce médecin, dans lequel, après avoir épuisé toute la liste des moyens usités contre cette affection, il s'est décidé à avoir recours à l'acide borique.

Un pinceau humide, chargé de cet acide en poudre, fut introduit aussi profondément que possible dans l'orifice du museau de tanche. La convexité du col, qui présentait des excoriations, fut aussi recouverte d'une couche de cette poudre. Au bout de quatre jours, on constata une amélioration très notable. On appliqua de nouveau l'acide borique, en en bourrant le col aussi solidement que possible. On recommanda à la malade de soulever ses hanches et de rester dans cette position pendant deux ou trois heures ; on espérait ainsi faire parvenir une partie du médicament au delà du col, dans la cavité utérine. Lorsqu'une semaine plus tard, on procéda à un nouvel examen de la malade, on trouva que toute trace d'inflammation avait disparu.

L'acide borique réussit bien contre l'ozène. M. Vidal, qui l'a employé à l'hôpital Saint-Louis, s'est servi de la formule suivante :

Eau de Saint-Luc (solution de chlorure de zinc à 5 0/0)......	30 grammes.
Acide borique.......	1 —
Ammoniaque liquide.	q. s. p. neutraliser.
Eau................	1 litre.

M. Gorecki traite également cette maladie par l'acide borique. La préparation dont il se sert est beaucoup moins compliquée que la précédente, consistant tout simplement en une solution tiède saturée d'acide borique, que le malade doit renifler plusieurs fois dans la journée. Dans un cas, M. Gorecki a vu, grâce à ce traitement, la fétidité nasale disparaître en vingt-quatre heures.

QUELQUES PRÉPARATIONS D'ACIDE BORIQUE

Nous avons vu que l'acide borique peut être employé sous diverses formes : en solution aqueuse, pommades, incorporé au lint, à la charpie, au coton, à l'état de poudre qu'on applique pure ou mélangée d'amidon, d'oxyde de zinc, etc. Voici quelques préparations qui méritent d'être notées.

M. Lucas-Championnière se sert d'un onguent borique de la composition suivante :

Acide borique lavé...........	1	partie
Cire blanche.................	1	—
Paraffine....................	2	—
Huile d'amandes.............	2	—

Mêler la cire et la paraffine en les chauffant avec l'huile ; mélanger intimement, dans un mortier chaud, avec la poudre d'acide borique jusqu'à ce que le mélange s'épaississe.

La formule suivante est due à un pharmacien, M. Lejeune :

Huile d'amandes douces...	210	grammes.
Paraffine................	60	—
Cire blanche.............	30	—
Acide borique............	60	—

On fait un onguent qu'on applique sur de la mousseline.

M. Ladreit de la Charrière emploie en injections dans l'oreille la solution suivante :

Acide borique...........	50	grammes.
Alcool..................	100	—
Eau.....................	850	—

La liqueur suivante a été conseillée pour les instillations dans l'oreille, dans l'otorrhée de la caisse du tympan :

Acide phénique......	15 centigrammes
Acide borique.......	50 —
Glycérine..........	20 grammes
Alcool absolue.......	5 —

Instiller dans l'oreille quelques gouttes le soir.

En Amérique, on conseille d'employer pour les pansements l'acide borique sous forme de *boroglycéride*. Cette préparation peut remplacer utilement tous les pansements huileux, vu qu'elle est miscible à l'eau et qu'elle offre tous les avantages de l'huile sans en avoir les inconvénients.

D'après le *Weekly Medical Revue*, de Chicago, c'est M. Shelly de Hartford qui a démontré le premier que la glycérine exerce sur le borax une action chimique, en mettant l'acide borique en liberté.

La boroglycéride, que l'on prépare dans plusieurs fabriques de produits chimiques, est un onguent se mélangeant bien avec l'eau et ayant pour composition $C^3H^5BoO^3$. On l'obtient en ajoutant du borax à la glycérine.

Dans un autre procédé, quia été indiqué par Dana, dans l'*American Pharmacist*, on met en contact l'acide borique avec la glycérine chaude, où il se dissout dans la proportion de 2,5 pour 100. Ce produit forme un onguent très doux, qui convient pour les plaies de toute nature. On peut l'appliquer en onctions de différents degrés et avec des véhicules variés.

C'est le professeur Barff qui a introduit cette substance comme moyen de pansement.

Une combinaison de l'acide borique, *le borocitrate de magnésie*, a été vantée récemment en Allemagne pour dissoudre les calculs uriques. La boracite ou borate de magnésie est facilement soluble dans l'acide citrique. Le borocitrate de magnésie ainsi formé est une poudre blanche, inodore, d'une saveur acide.

Il paraît prouvé que le remède secret de Paracelse contre la pierre, qu'il appelait *ludus* ou *cevillus*, n'était autre que la boracite.

Quoi qu'il en soit, plusieurs médecins emploient le borocitrate de magnésie contre les calculs et la gravelle uriques, et contre les catarrhes vésicaux chroniques.

Le D[r] Kœhler, dans un travail qu'il vient de publier dans *le Berliner Klinisches Wochenblatt*, relate plusieurs cas de graviers ou de calculs uriques traités avantageusement par ce médicament, qui est en même temps un diurétique.

M. Kœhler fait prendre à ses malades une cuillerée à café d'une potion de 120 grammes contenant une partie de borocitrate de magnésie pour deux de sucre en poudre et additionnée d'une goutte d'essence de citron.

Le borocitrate de magnésie a été signalé pour la première fois par M. Becker comme un dissolvant efficace des calculs urinaires. Depuis, M. Madsen a fait des expériences comparatives pour mesurer le pouvoir dissolvant du benzoate de lithine et du borocitrate de magnésie, et il a constaté que le dernier de ces deux sels est très notablement supérieur au benzoate de lithine. Le borocitrate qui a servi à ces expériences a été préparé d'après la formule suivante :

Carbonate de magnésie	1	partie
Acide citrique	2	—
Borate de soude	2	—
Eau bouillante	3	—

Dissolvez d'abord l'acide citrique, ajoutez à la solution le carbonate de magnésie et le borate de soude.

La liqueur, évaporée sur des plaques de verre, fournit un sel en lamelles. En réalité, on obtient du borocitrate de magnésie et de soude.

OBSERVATIONS

Observation I

(Recueillie d'après les notes communiquées par M. Picqué, chef de clinique. Service de M. Gosselin, suppléé par M. Berger, agrégé).

Henriette Marie, 54 ans, ménagère, entre à l'hôpital de la Charité le 4 janvier 1883 (1).

Cette malade porte, depuis deux ans, une tumeur bénigne du rebord alvéolaire droit du maxillaire supérieur. Cette tumeur, qui n'est autre qu'une épulis, a le volume d'une grosse noix et occupe le sillon entre l'arcade alvéolaire et la joue. Elle est lisse, mamelonnée, consistante, d'une coloration rouge foncé. Elle ne contracte pas d'adhérence avec la joue et les parties voisines de la gencive. Elle est sessile; sa base, large, est solidement implantée sur la mâchoire.

La malade fut opérée le 15 janvier. M. Berger fit l'incision de Nélaton pour la désarticulation du maxillaire supérieur. Il pratiqua l'ablation de tout le rebord alvéolaire, en conservant la continuité de la muqueuse du sinus maxillaire et des fosses nasales.

Le traitement de la plaie a consisté en applications de lint boracique, maintenu par un chevestre. Ablation des sutures le quatrième jour. Même pansement ultérieur. Lavages de la bouche avec une solution d'acide borique. La malade guérit parfaitement. Elle se présente de temps à autre dans le service de M. Berger, et l'on peut constater l'excellent état de sa bouche.

Observation II

(Recueillie d'après les notes communiquées par M. le docteur Picqué, chef de clinique — Service de M. Gosselin, suppléé par M. Berger, agrégé).

Le nommé Morel (Pierre), 57 ans, jardinier, entre le 30 janvier 1883 à la Charité, salle Sainte-Vierge, n° 50.

L'affection a débuté, il y a quinze ans, par une petite tumeur, grosse comme une noisette, située au niveau du maxillaire supérieur droit, et qui est tombée spontanément au bout de quatre ans.

Il y a quatre mois, les dents sont successivement tombées, et le malade a remarqué une ulcération du bord alvéolaire. En même temps, il se produisit une tuméfaction notable de la face, qui engagea le malade à entrer à l'hôpital.

---

(1) Nous omettons les détails qui n'intéressent pas directement notre sujet, l'observation complète devant être publiée prochainement.

La face est manifestement tuméfiée ; au toucher, on sent un gonflement considérable du maxillaire, s'étendant jusque dans la fosse canine. Il existe de l'anesthésie dans la zone sous-orbitaire.

Les ganglions sous-maxillaires ne sont pas engorgés. Le rebord alvéolaire correspondant est considérablement augmenté de volume et ulcéré. La tuméfaction, à ce niveau, s'étend en profondeur jusque sur la face externe du maxillaire.

Le diagnostic suivant est établi : cancer primitif du maxillaire supérieur.

L'absence d'épiphora, d'exophthalmos, d'abaissement de la voûte palatine, la non-existence de crépitation parcheminée éloigne l'idée d'un envahissement des tissus.

Le 3 février, incision de Nélaton, résection totale du maxillaire supérieur, y compris le plancher orbitaire.

L'examen histologique démontre l'existence d'un carcinome alvéolaire à petites cellules.

La plaie cutanée est réunie soigneusement avec dix points de suture et pansée au lint boracique. Le pansement est renouvelé chaque jour.

Le 8 février, la plaie est totalement réunie. La cavité buccale est injectée quatre fois par jour, avec une solution d'acide borique à 3 pour 100.

Le 25 février, le malade est guéri à peu près complètement. La suppuration intrabuccale est nulle.

Observation III

(D'après les notes communiquées par M. le docteur Picqué, chef de clinique. Service de M. Gosselin, suppléé par M. Berger, agrégé).

Boulin (Jacques), 46 ans, jardinier. Entre à la Charité le 16 janvier 1883.

Il a la lèvre supérieure déchirée à la suite d'un coup reçu, il y a huit jours, avec un coup-de-poing américain.

Les bords de la solution de continuité sont granuleux, un peu exubérants.

M. Berger avive les surfaces de la plaie avec la curette, pose une suture à l'aide d'un fil d'argent, et applique un pansement au lint boracique.

La réunion par première intention est obtenue en six jours. Deux points de suture ont très légèrement suppuré.

Observation IV

(D'après les notes communiquées par M. le Dr Picqué, chef de clinique. — Service de M. Gosselin, suppléé par M. Berger, agrégé).

X... (François), 20 ans, étudiant, entre à l'hôpital le 28 novembre 1882. Il porte une large plaie à la joue droite, produite par un fragment de verre. Les tissus sont divisés sur une longueur de 12 centimètres. Il y a chevauchement et défaut de rapport des lèvres de la plaie, qui sont tuméfiées à la partie inférieure.

L'accident remontant à 12 heures seulement ; on ne pratiqua point de suture. La partie gonflée fut traitée par la compression, et la plaie fut pansée avec du lint boracique. La guérison était complète au bout de huit jours.

Observation V

(D'après les notes communiquées par M. le Dr Picqué, chef de clinique. — Service de M. Gosselin, suppléé par M. Berger, agrégé).

Sécheresse (Octave), 33 ans, garçon de bureau. Entré à l'hôpital le 13 février 1883.

Chez ce malade, on dut opérer l'énucléation de l'œil à la suite d'un traumatisme qui avait amené l'abolition complète de la vision.

Le pansement se fit avec le lint imprégné d'acide borique. Lavages quotidiens avec une solution borique à 3 pour 100.

La suppuration a été très peu abondante. Pendant trois jours, on constate une élévation modérée de la température (maximum 38°,5).

La guérison était complète au huitième jour.

Observation VI

(D'après les notes communiquées par M. le Dr Picqué, chef de clinique. — Service de M. Gosselin suppléé par M. Berger, agrégé).

Chambard (Adolphe), 38 ans, garçon de bureau. Entre à l'hôpital le 22 janvier 1883.

Kyste sébacé de la région sus-hyoïdienne, avec adhérence aux parties profondes.

Après la dissection de la tumeur, les lèvres de la plaie furent jointes à l'aide d'une suture. On posa un drain et on fit un pansement à l'acide borique. La réunion immédiate a pu être constatée le cinquième jour.

Observation VII

(D'après les notes communiquées par M. le Dr Piqué, chef de clinique. — Service de M. Gosselin, suppléé par M. Berger, agrégé).

D... (Adèle), 41 ans, cuisinière, entre à la Charité le 15 février 1883.

Elle a subi l'opération de l'oblitération du vagin pour une fistule vesico-vaginale incurable. L'opération a été commencée par M. Trélat et terminée par M. Berger.

Après l'occlusion de cette cavité, il est resté un cloaque vésico-vaginal où s'accumulait l'urine. Les besoins d'uriner étaients fréquents et accompagnés de douleurs hypogastriques. Le cathétérisme de l'urèthre était douloureux à cause de la présence d'un polype uréthral, qui arrêtait le bec de la sonde.

Chez cette malade, la purulence des urines a été considérablement atténuée par des lavages quotidiens avec une solution d'acide borique à 3 pour 100.

OBSERVATION VIII

(D'après les notes communiquées par M. le Dr Piqué, chef de clinique. — Service de M. Gosselin, suppléé par M. Berger, agrégé).

Benoît (Louis), 71 ans, journalier.

A 35 ans, il eut un écoulement uréthral qui dura pendant une année. Depuis, il éprouva des difficultés pour uriner, pendant 12 ans. Il est resté une première fois quinze jours à l'hôpital, dans le service de M. Gosselin, où il a été sondé tous les jours. Cinq ans après, il est rentré dans le même service, se plaignant de la difficulté de la miction. On pratiqua le cathétérisme pendant un mois. La miction devenait de plus en plus difficile. Le malade se présente à la clinique de M. Mallez, qui échoue dans les tentatives de cathétérisme. Le malade rentre à la Charité avec une rétention complète d'urine qui dure depuis cinq jours.

La vessie est remontée jusqu'à l'ombilic. La miction est impossible. La prostate a atteint le volume d'une petite orange. Les essais de cathétérisme sont d'abord infructueux; mais le lendemain on passe facilement avec une sonde à mandrin.

Les urines sont purulentes. Des lavages quotidiens à l'acide borique sont prescrits. Ils sont pratiqués avec le syphon de Galante. On laisse une sonde à demeure pendant cinq jours, puis le malade est sondé à chaque miction. La purulence est diminuée, mais il survient de la douleur et de la cystite ; on revient à la sonde à demeure. Le 7, une fièvre intense se déclare. On suspend tout le traitement. La mort arrive le 11.

A l'autopsie, on trouve une altération des reins. Il y a de la néphrite interstitielle et une pyélo-néphrite suppurée. L'hypertrophie de la prostate porte surtout sur le lobe moyen.

OBSERVATION IX

Petiteau (Jean), 68 ans, chauffeur, entre, le 27 septembre 1883, dans le service de M. Guyon, salle Saint-Vincent, lit n° 1, à l'hôpital Necker.

Il a servi dans la marine et a été éprouvé, aux colonies, par les fièvres. Il a eu une blennorrhagie à vingt-cinq ans. En 1878, il était atteint d'hémorroïdes externes et internes, pour lesquelles il a été opéré, par M. Gosselin, à la Charité. Quatre mois après, il rentre à l'hôpital pour une rétention d'urine. On le sondait tous les jours et on lui lavait la vessie avec de l'acide borique. Le traitement a duré vingt jours.

Il y a quatre mois, il est pris de nouveau de difficulté d'uriner et vient réclamer des soins à l'hôpital Necker. La miction n'est possible que grâce au cathétérisme, qui est assez difficile. L'urine est pâle, claire, pas très abondante ; elle ne contient pas d'albumine ; mais il y a au fond du bocal une couche de pus de cinq millimètres. Le malade se plaint d'une douleur vive et continue siégeant au périné. Le toucher rectal fait constater que la prostate est hypertrophiée ; elle a acquis le volume d'une noix.

Le malade se plaint de douleurs dans la région lombaire. Il présente, en outre, quelques symptômes dyspétiques : appétit diminué, sensibilité à la pression de la région épigastrique. Il est faible et a fréquemment des palpitations de cœur. Les privations dont il souffre depuis cinq ans rendent comptent de l'ensemble de ces derniers symptômes. L'auscultation du cœur ne révèle l'existence d'aucune altération morbide de cet organe. L'exploration des régions hépatique et spélénique ne font également connaître rien d'anormal.

Traitement : Cathétérisme, capsules de térébenthine, chiendent nitré, vin de quinquina et une pilule de morphine, le soir, pour procurer du sommeil. A partir du 1er octobre, l'essence de térébenthine est supprimée, et des lavages, deux fois par jour, avec de l'acide borique sont prescrits. Les bains font aussi partie du traitement.

Le 21 octobre, le malade se trouve suffisamment soulagé pour demander son exeat.

Observation X

Le jeune M..., 14 ans, habitant à Rio-Janeiro, chez ses parents, a été envoyé au docteur Gorecki par le docteur Fort, pour être opéré.

A l'âge de huit ans, il fut atteint du charbon à la paupière supérieure de l'œil droit. Le traitement consista en cautérisations par l'acide phénique. La paupière supérieure presque tout entière fut détruite. Il ne restait que le bord ciliaire intact accolé au sourcil. L'œil était le siège d'une sécrétion muco-purulente considérable, due à son exposition à l'air. La vision était intacte.

M. Gorecki résolut de faire à ce jeune homme une paupière par le procédé du professeur Richet, consistant à prendre deux lambeaux, l'un sur le front au-dessus du nez, l'autre sur la tempe, de façon que la rétraction de ces lambeaux se fasse en sens inverse.

L'opération se fit en plusieurs fois. Après avoir décollé du sourcil le bord libre de la paupière, on tailla un fort lambeau temporal avec lequel on confectionna la paupière supérieure presque en entier. On fit l'avivement du bord palpébral, en se contentant de repousser les bourgeons charnus, et on fit la blépharorrhaphie.

Nous passons sous silence le reste de l'opération. On employa le pansement à l'acide phénique. L'application fut faite conformément aux prescriptions de la méthode de Lister, qui furent toutes scrupuleusement observées. On eut soin de n'employer que des liquides ne renfermant point d'acide phénique en gouttelettes. Malgré toutes ces précautions, il se produisit une vive irritation et une éruption acnéiforme de la joue et de la paupière inférieure. La suture des paupières céda en partie. Le malade souffrit beaucoup ; et longtemps après que la cicatrisation des lambeaux avait été obtenue, l'irritation due à l'acide n'était pas encore calmée. Ajoutons que le jeune créole avait la peau particulièrement sensible, ce qui explique qu'il attribuât à l'acide et non au charbon la destruction de ses paupières. Il refusa, pour une opération ultérieure, le pansement phéniqué.

Deux mois après, le docteur Gorecki, avec l'aide du docteur Bureau, médecin de première classe de la marine, et de M. Codet de Lamb, son chef de clinique, fit la seconde partie de l'opération.

La région fut lavée avec une solution saturée d'acide borique. Le lambeau pris dans la peau du front constitua la partie interne de la paupière supérieure. On refit la blépharorrhaphie, et on saupoudra toute la région avec de l'acide borique pur en cristaux. Les pansements furent faits régulièrement à l'acide borique.

Les bourgeons charnus avaient été excisés. Le troisième jour la cicatrisation était complète. Il n'y avait pas trace de suppuration. Six jours après, c'est-à-dire le neuvième jour de l'opération, l'opéré a pu être photographié, et se borna à porter pendant quelques jours encore un mouchoir de toile et à faire des lotions à l'acide borique.

Cinq mois plus tard, le docteur Gorecki procéda à la séparation des paupières, et les résultats obtenus se sont maintenus jusqu'à ce jour. Ces résultats sont extrêmement satisfaisants ; la cicatrice est devenue absolument linéaire.

Observation XI

Une petite fille a eu toute la partie charnue du pouce déchirée et presque complètement détachée, à la suite de l'écrasement du doigt dans une porte.

Le Dr Gorecki lava la plaie avec une solution d'acide borique. Il recouvrit ensuite toute la région d'une couche d'acide borique en poudre.

La cicatrisation s'opéra rapidement et avec régularité; il n'y eut point de trace de suppuration.

Observation XII

Mme X..., à M.-s-E. était atteinte depuis quinze ans du diabète sucré. Bien que la gravité de l'affection eût diminué sous l'influence d'un traitement général, le malade souffrait horriblement d'une éruption érythémateuse aux cuisses, due au contact de l'urine. Les douleurs furent supprimées en vingt-quatre heures, à l'aide d'applications répétées d'une poudre composée de parties égales d'amidon et d'acide borique. Auparavant, on avait eu recours, pour combattre ce symptôme, à la pommade ammoniacale, aux bains alcalins, et jusqu'aux cautérisations avec le nitrate d'argent; tous ces moyens demeurèrent inefficaces et ne réussirent à produire aucun soulagement.

L'acide borique ayant la propriété de détruire les germes ou tout au moins d'empêcher le développement des organismes, M. Gorecki a pensé que cet acide réussirait dans la fermentation butyrique, laquelle est due à la présence d'un vibrion particulier, le vibrion butyrique. En conséquence, il en conseille l'usage à plusieurs personnes contre les émanations des pieds. Les résultats obtenus ont été satisfaisants.

Observation XIII

M. X..., conseiller général, ne pouvait accepter aucune invitation de crainte d'incommoder les personnes par la fétidité de ses sueurs. Il a suffi de saupaudrer les pieds avec de l'acide borique, pour que pendant plusieurs heures, aucune odeur ne se dégageât. La sueur elle-même ne fut pas supprimée; elle fut seulement désinfectée.

CONCLUSIONS

L'acide borique est un antiseptique d'une grande valeur ; c'est aussi un désinfectant et un parasiticide énergique. Il constitue un excellent moyen de pansement pour certaines plaies, et notamment pour les plaies des muqueuses où l'usage des autres antiseptiques présente des inconvénients.

Il rend de grands services dans le traitement des maladies des voies urinaires, des maladies des yeux et des oreilles. Il réussit contre plusieurs affections cutanées. Aux avantages de n'être ni caustique ni irritant, il joint celui d'être dépourvu d'odeur et de saveur, ce qui le rend particulièrement propre à être employé comme moyen prophylactique contre les maladies contagieuses.

GRANDE IMPRIMERIE, 16, rue du Croissant, Paris. — J. CUSSET, imp. — 143-84

www.ingramcontent.com/pod-product-compliance
Ingram Content Group UK Ltd.
Pitfield, Milton Keynes, MK11 3LW, UK
UKHW021207230726
13926UKWH00001B/375

9 782014 069679